L'ORDONNANCE

DU

TUBERCULEUX

PAR

Le Dr SAVIGNAC

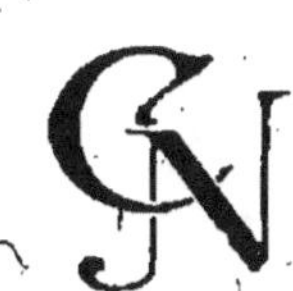

PARIS

C. NAUD, ÉDITEUR

3, RUE RACINE, 3

—

1903

L'ORDONNANCE

DU

TUBERCULEUX

PAR

Le Dr SAVIGNAC

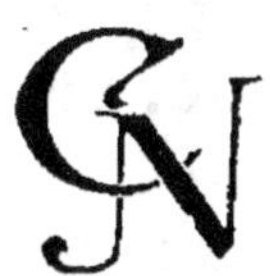

PARIS

C. NAUD, ÉDITEUR

3, RUE RACINE, 3

1903

L'ORDONNANCE DU TUBERCULEUX

I. — Principes de traitement.

Ils sont au nombre de trois :
1° *La cure d'air;*
2° *La cure d'alimentation;*
3° *La cure de repos.*
Ce ne sont pas des médicaments, mais des modes de vie, donc il faut au tuberculeux qui veut guérir : **de la volonté, du courage, de la persévérance.**

1° *Cure d'air.*

Elle est **fondamentale.** Elle doit être **absolue.**
Elle sera faite à la **campagne** loin des villes, des agglomérations et de la poussière.
Il n'y a pas, en règle générale, de climat dont le choix s'impose.
Il ne faut que de **l'air pur.**

Elle sera **ininterrompue, nuit et jour, et par tous les temps.**

Le jour. — Sous un hangar, à l'abri du soleil, du vent et de la pluie ; ou à la rigueur dans une pièce vaste, sans tentures ni tapis, dont les fenêtres resteront largement ouvertes.

La nuit. — Dans une chambre qui sera également, vaste, dépourvue de tentures et tapis et dont la fenêtre restera toute grande ouverte, excepté au lever et au coucher.

Il est bien entendu que pour ne pas se refroidir par le corps, le malade portera une chemise de flanelle, au besoin un tricot; aura des couvertures légères et chaudes et si cela est nécessaire une boule chaude aux pieds.

L'orientation préférable pour la chambre ou le hangar est le Sud avec variantes entre l'Est et l'Ouest suivant la saison et les pays.

Le séjour dans une pièce fermée, au milieu d'une réunion, dans les théâtres, les cafés, les magasins et tous les endroits à poussières est formellement interdit.

A défaut de la campagne on suivra ces préceptes, en s'en approchant le plus, en quelque endroit qu'on se trouve.

Le soleil doit être évité, et surtout pour les tuberculeux qui crachent le sang.

Ne jamais se promener au soleil sans ombrelle.

2° *Cure d'alimentation.*

Le tuberculeux doit se suralimenter, c'est-à-dire ajouter à la ration d'entretien commune à tout individu une ration spéciale : sa ration de guérison.

Donc un malade qui maigrit ou reste stationnaire doit être mis en éveil et un malade qui engraise est un malade qui guérit.

Mais il importe de se défier d'un excès de suralimentation qui après une augmentation trop rapide amènerait une déperdition par dyspepsie ou autres troubles et compromettrait les organes.

« **On n'assimile bien que ce que l'on digère bien** » (Marfan).

D'où le seul guide pour régler l'alimentation c'est la bascule.

Il faut se peser, régulièrement tous les huit jours, sur la même bascule (1)**, dans le même costume, le matin après avoir été à la selle, et avant d'avoir pris aucun aliment.**

Les résultats obtenus permettent de dresser,

---

(1) Il serait oiseux de spécifier que la bascule doit être vérifiée.

pour pouvoir les comparer entre eux, **la courbe des poids** (1).

Des repas. — Les repas seront au nombre de quatre. Ils seront à heures fixes.

Le petit déjeuner composé de : deux œufs, viande froide, pain, beurre et chocolat ou café au lait ou lait.

Le déjeuner composé de : hors-d'œuvre, plat d'œufs (2), entrée, rôti, légumes, entremets, fromage, dessert.

Le goûter composé de : pain avec fromage, beurre ou confitures, ou lait, ou œufs suivant les goûts.

Le dîner composé de : potage, entrée, rôti, légumes, entremets, fromage, dessert.

Bien mâcher, manger lentement.

Le malade doit avoir son couvert et son verre pour lui seul.

---

(1) Pour dresser la courbe des poids on procèdera de la façon suivante :

1° Sur du papier quadrillé inscrire dans la marge de gauche des divisions espacées d'environ un demi-centimètre : chaque division répondra à 100 grammes. Vers le tiers inférieur, on écrira le poids initial du sujet et les poids supérieurs à celui-ci seront inscrits au-dessus ;

2° Parallèlement à la marge tracer des lignes espacées d'environ un centimètre, chaque division répondant à une semaine;

3° Dans la colonne de la semaine mettre un point en face du chiffre correspondant au poids obtenu et réunir enfin chaque point au point suivant par une ligne droite. (Voir l'exemple.)

Des aliments. — Le régime du tuberculeux
ne comporte pas de défense absolue, — à moins

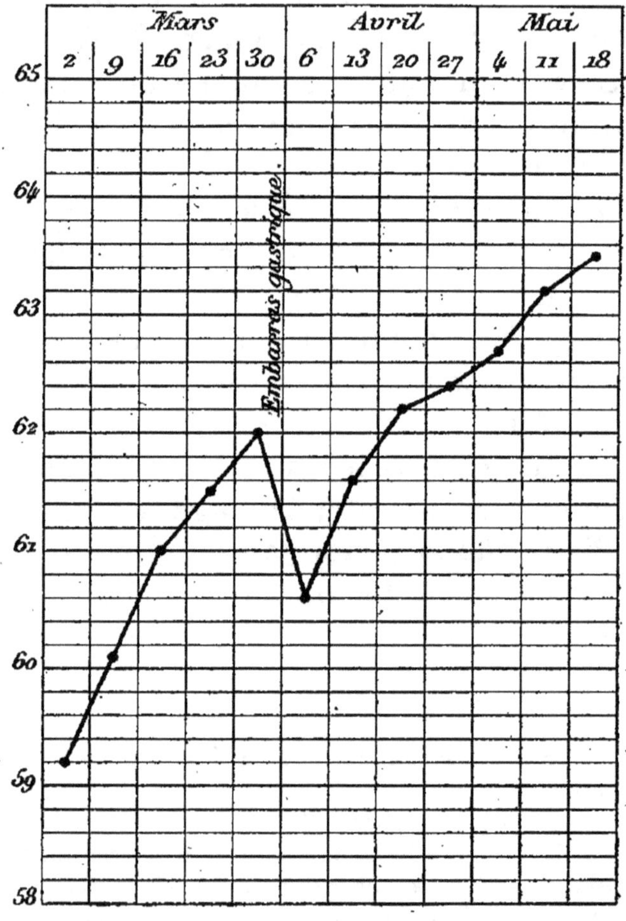

d'indications spéciales tenant à une complica-
tion quelconque, — mais deux préceptes : **manger beaucoup, insister sur certains aliments
de choix.**

Son alimentation doit être saine, abondante et variée, composée de mets nourrissants et appétissants.

La base du régime sera constituée par les **viandes**, les **graisses**, le **lait** et les **œufs**. Le lait sera toujours pris bouilli.

C'est à la cuisinière du malade d'y songer dans l'élaboration du menu et la confection des plats. Exemple : potage gras *avec un jaune d'œuf* ; potage maigre *avec un œuf poché* ; sauce blanche *faite de beurre et crème*, etc.

De plus, il faut insister sur certains aliments qui reviendront souvent sur la table.

Viandes. — Viandes de boucherie en rôtis saignants, volailles, cervelles, foie, tête de veau, charcuterie fraîche, foie gras, rillettes, jambon.

Poissons. — Sole, merlan, brochet, limande, etc., huîtres.

Légumes. — Féculents : haricots, lentilles et pois en purée ; riz, pommes de terre.

Pâtes alimentaires.

Hors-d'œuvre. — Conserves à l'huile : thon, sardines, etc.

Beurre et fromages.

Fruits cuits, compotes, entremets au lait et œufs.

Potages aux farines de céréales, additionnés d'œufs.

On donnera plus rarement les salades, les crudités, les petits gâteaux et les sucreries.

Des boissons. — Boire peu. Lait, bière légère, vin rouge ou blanc coupé, eau pure. Le lait sera toujours bouilli.

Éviter l'alcool, les liqueurs, le champagne, les vins généreux.

Le café et le thé sont permis sans abus.

De l'appétit. — Le manque d'appétit est souvent un gros obstacle à la suralimentation du tuberculeux.

Pour y remédier on aura :

Les cures d'air et de repos qui à elles seules suffiront souvent.

La volonté : le malade se fera violence, son entourage le stimulera.

Les repas plus fréquents et moins abondants.

Enfin, en cas d'insuccès, on s'en tiendra momentanément à la viande crue, aux œufs et au lait.

On ne recourra aux médicaments que sur avis du médecin.

En cas **d'embarras gastrique,** suspendre, pour un temps, mais immédiatement, la suralimentation.

Prendre du lait et des repas légers pour recommencer aussitôt que possible.

Surveiller la quotidienne régularité des selles.

Zomothérapie. — La viande crue serait pour le Pr Richet, non seulement un aliment, un médicament, mais encore un agent spécifique contre la tuberculose à la condition qu'on en prenne la quantité suffisante.

On prendra, une demi-heure avant chacun des deux principaux repas dans du bouillon dégraissé et presque froid, une dose de « tranche » de bœuf crue, dégraissée et parée et réduite en pulpe fine par le râpage au couteau de table.

Cette dose suivant la prescription du médecin variera de 150 grammes à 400 grammes à chaque repas.

En cas de répugnance pour la viande on pourra avoir recours au suc musculaire de Richet.

Mode de préparation du suc musculaire :

Prendre de 500 grammes à 3 kilogrammes de tranche de bœuf fraîche, dégraissée et hachée ; la faire macérer deux heures dans le cinquième de son poids d'eau bouillie froide ; soumettre le tout enveloppé d'un linge à l'action d'une presse de ménage. Donner un tour de cinq en cinq minutes.

On obtiendra de cette façon une quantité de suc égale aux deux cinquièmes de la viande employée.

Administrer le suc aussitôt préparé, une

demi-heure avant les repas, soit en ajoutant un peu de sel, soit avec un peu de bouillon froid, soit avec du sirop de grenadine (Enfants).

Faire au besoin deux opérations par jour, car l'altération du suc est rapide, surtout à la chaleur (1)

Huile de foie de morue. — Récemment encore considérée comme héroïque, faute de mieux, l'huile de foie de morue tend à être moins employée.

Cependant si elle est bien supportée, sans répugnance, sans troubles de l'appétit, sans dyspepsie, sans diarrhée, on pourra y faire appel comme adjuvant en cas de besoin, pourvu que le malade ne soit pas au repos complet.

Dose. — De une cuillerée à cinq ou six par jour.

3° *Cure de repos.*

Contrairement à ce qu'on semble croire, l'exercice n'est pas salutaire au tuberculeux dont il accélère les combustions, c'est-à-dire

---

(1) L'administration de la viande ou du suc musculaire est à surveiller. Arrêter en cas de diarrhée ou de troubles.

les pertes alors qu'il faut qu'elles soient réduites au minimum.

Le tuberculeux doit donc se reposer. Les fatigues de quelque nature qu'elles soient, morales ou physiques, les exercices de corps et en particulier du thorax et des membres supérieurs lui sont formellement interdits (1). Les promenades seules sont autorisées. Elles seront courtes et exécutées à pas lents, sur un terrain plat de préférence. Le moment le meilleur est après le repas.

Le nombre et la durée des promenades doivent être réglés d'après l'état du malade en se basant sur la courbe de poids et la température.

L'amaigrissement ou le poids stationnaire commandent l'abstention, l'augmentation légère, la réserve.

Toute tuberculose fébrile commande le repos absolu. Toute température au-dessus de 37° est de la fièvre.

D'où la nécessité de prendre sa température et de l'enregistrer de façon à dresser une courbe semblable à celle des poids (2).

---

(1) Nous ne parlons pas des exercices dits respiratoires qui ne peuvent être appliqués que par le médecin traitant.

(2) Un procédé commode pour prendre la température con-

Il faut en principe prendre sa température toutes les deux heures : le matin au réveil, à 10 heures, à midi, à 2 heures, à 4 heures, à 6 heures, au coucher. Lorsque les heures de maximum auront été déterminées ou que la maladie sera en bonne voie, on pourra être moins strict.

Le repos se fera sur une chaise longue. Il se fera au grand air comme il a été dit à la cure d'air.

La chaise longue doit avoir un dossier incliné légèrement cn arrière(45°) et présenter une courbure correspondant au pli des genoux. Elle sera garnie d'un matelas, d'appuis-bras, de coussins et petit traversin.

A côté sera une petite table pour le crachoir et les menus objets du malade.

Le malade s'enveloppera de couvertures et aura au besoin une boule d'eau chaude aux pieds.

Pour se distraire le malade peut lire, écrire **un peu,** s'occuper de photographie, dessiner ou peindre.

Les jeux peu attachants : domino, loto, etc., lui sont permis. Pas de conversations pro-

---

siste à mettre la cuvette du thermomètre dans la bouche sous la langue et à le laisser cinq minutes au moins sans parler.

longées, pas de discussions. Les visites d'amis seront rares et courtes.

Pendant la période des règles, les femmes doivent garder le repos complet.

Tout crachement de sang commande le repos absolu. Pas de mouvements, pas de paroles. Immobilité allongée et appeler le médecin.

II. — Conseils d'hygiène.

1° *De la toux.*

Il faut savoir tousser. — α) Pas de toux inutile. A plus forte raison pas de quintes.

C'est-à-dire pas de toux qui n'aboutisse à l'expulsion d'un crachat.

Pour cela il faut résister au **chatouillement** de la gorge par la **volonté**, aidée au besoin d'une gorgée d'eau ou d'un médicament calmant (pilules d'opium de 1 centigramme).

C'est une éducation difficile au début, mais très possible si on le veut fermement.

« Se gratte-t-on en public ? »

β) Lorsqu'on sent le crachat au larynx par **un seul effort de toux** on l'amène dans la bouche.

Lorsqu'on tousse on met devant la bouche

un peu de papier mousseline ou un mouchoir
en papier japonais qu'on jette aussitôt dans le
crachoir.

2° *De l'expectoration.*

**On ne doit pas cracher autre part que dans
un crachoir :** le crachoir de poche pour la
ville ; le crachoir portatif à couvercle plein
pour la maison.

On y mettra toujours un peu d'eau additionnée d'un antiseptique (sublimé, formol, en
solution à 1 pour 1 000, lysol). Tout crachoir
doit être vidé et nettoyé à l'eau bouillante
matin et soir.

On le vide dans un vase spécial, contenant
de l'eau additionnée d'une cuillerée à café de
carbonate de soude par litre. On fait bouillir
le tout dix minutes et on vide dans la fosse
d'aisances.

Manière de cracher. — Le crachat, étant
dans la bouche, est amené sur le dos de la
langue en une seule masse et déposé, — non
projeté, — dans le crachoir sans avoir souillé
les lèvres et surtout la moustache ou la
barbe.

On ne doit jamais déglutir un crachat.

Ne pas s'essuyer les lèvres avec un mouchoir, si elles ont été souillées, mais avec un

peu de papier mousseline ou un mouchoir en papier japonais qu'on brûlera ou jettera dans le crachoir aussitôt.

3° *Révulsion et douche.*

α) Révulsion.

Il peut être utile d'avoir recours à la révulsion.

C'est au médecin à en préciser l'indication.

On se trouvera bien en général des sinapismes Rigollot, de la teinture d'iode, des pointes de feu légères.

β) Douche.

Les pratiques hydrothérapiques sont un précieux adjuvant de la cure par le fonctionnement de la peau qu'elles activent, par la réaction et l'aération pulmonaire qu'elles déterminent et par l'endurcissement au froid qu'elles entretiennent.

Cependant il importe de les manier avec précaution et seulement sur les conseils du médecin.

La fièvre et les hémoptysies les contre-indiquent.

Mode d'emploi. — **Rapidement,** s'étant mis nu au saut du lit, faire couler sur les épaules, au moyen de deux grosses éponges, la valeur d'un seau d'eau froide. Aussitôt, sans s'essuyer, se rouler dans une couverture de laine et se remettre dans le lit; y rester jusqu'à la fin de la réaction (généralement de 15 à 30 minutes).

On pourra, pour débuter et s'entraîner, commencer par une friction à l'alcool faite rapidement sur tout le corps.

4° *Vêtement et toilette.*

α) Vêtement.

On portera des vêtement légers et chauds.

La flanelle est très recommandée : chemise de flanelle pour la nuit, chemise de flanelle pour le jour.

La pèlerine est le manteau de choix. Comme chaussure, le chausson de Strasbourg et les sabots.

Supprimer les plastrons dits hygiéniques, les cache-nez qui favorisent la transpiration.

β) Toilette.

Il n'est pas de soins de toilette que la tuberculose contre-indique.

Bien plus, on devra soigner particulièrement la bouche et le nez.

Brossage et lavage minutieux des dents trois fois par jour.

Surveiller le bon état de la dentition.

Surveiller le bon état du nez.

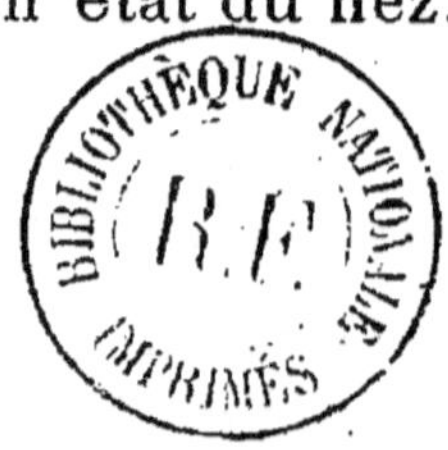

On se trouvera bien de vaseline mentholée à 2 à 3 pour 100 tous les soirs, gros comme un pois dans chaque narine.

(Les objets de toilette ne doivent servir qu'au malade).

Bains. — Pas de bains trop fréquents, trop chauds ou trop longs.

Un bain hebdomadaire, à 35°, de 10 à 15 minutes est permis, à moins de fièvre ou hémoptysie.

Le faire suivre d'une bonne friction.

5° *Désinfection*.

Elle est très importante. — Mais il faut plutôt chercher à ne pas infecter qu'à désinfecter.

Pour cela suivre les conseils donnés ci-dessus pour :

La toux,

Les crachats,

Les ustensiles de toilette et de table qu'on lavera à l'eau bouillante.

Le linge sera mis à part et bouilli vingt minutes dans une lessive de soude avant d'être donné au blanchissage.

Des appartements.

Pas de coins, pas d'alcôves.

Pas de rideaux, tentures ou tapis.

Ne jamais balayer ou épousseter.

Nettoyer à la serpillière humide.

Laisser entrer l'air et la lumière partout et toujours.

Pour la désinfection s'adresser à la Ville. A son défaut lavage au sublimé à 1/1000, ou si on le peut, ce qui est mieux, désinfection par l'aldéhyde formique.

Enfin le soufre qu'on fera brûler sera employé faute de mieux.

Emploi du temps.

7 heures	Température. — Douche ou friction.
7 h. 1/2	Lever. — Toilette.
8 h. à 8 h. 1/2 . . .	Petit déjeuner.
8 h. 1/2 à 9 h. . . .	Promenade.
9 h. à 12 h. . . .	Cure de repos. 10 heures. — Température. 11 h. 1/2. — Viande crue.
12 heures.	Température. — Déjeuner.
1 h. à 1 h. 1/2. . .	Promenade.
1 h. 1/2 à 4 h. . .	Cure de repos. 2 heures. — Température. 4 heures. — Température.
4 h. à 4 h. 1/2 . . .	Goûter. — Promenade.
4 h. 1/2 à 7 h. . . .	Cure de repos. 6 heures. — Température. 6 h. 1/2. — Viande crue.
7 heures.	Dîner.
8 h. à 8 h. 1/2 . . .	Promenade.
8 h. 1/2 à 9 h. 1/2 .	Cure de repos. — Température.
9 h. 1/2	Toilette.
10 heures.	Coucher.

CHARTRES. — IMPRIMERIE DURAND, RUE FULBERT.